NOTICE

SUR

LES EAUX MINÉRALES

DE

LAMALOU - LE - HAUT

FAITE A L'AIDE DES NOTES DE

MM. les Ingénieurs DE SIZANCOURT et CLÉMENT

DES NOTES ET OUVRAGES DE

M. le Dr MOITESSIER, professeur à la Faculté de Médecine de Montpellier

M. FILHOL, professeur à la Faculté des Sciences de Toulouse

MM. les Drs BOISSIER et BELUGOU

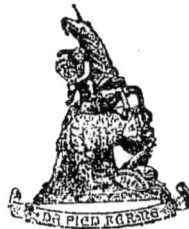

MONTPELLIER

IMPRIMERIE GUSTAVE FIRMIN ET MONTANE

(Ancienne Faculté des Sciences)

1896

NOTICE

SUR

LES EAUX MINÉRALES

DE

LAMALOU-LE-HAUT

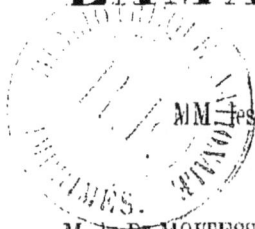

FAITE A L'AIDE DES NOTES DE

MM. les Ingénieurs DE SIZANCOURT et CLÉMENT

DES NOTES ET OUVRAGES DE

M. le Dr MOITESSIER, professeur à la Faculté de Médecine de Montpellier

M. FILHOL, professeur à la Faculté des Sciences de Toulouse

MM. les Drs BOISSIER et BELUGOU

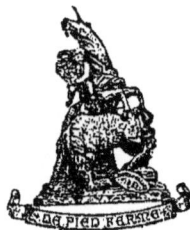

MONTPELLIER

IMPRIMERIE GUSTAVE FIRMIN ET MONTANE

(Ancienne Faculté des Sciences)

1896

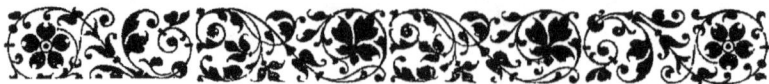

NOTICE

SUR

LES EAUX MINÉRALES

DE

LAMALOU-LE-HAUT

Constitution géologique du vallon de Lamalou

LE vallon thermal de Lamalou s'ouvre à quelques kilomètres de Bédarieux, sur les bords de la gracieuse petite rivière de l'Orb ; resserré à sa naissance par une pente insensible qu'interrompent de distance en distance de verdoyants plateaux, il monte en s'élargissant et forme une des bases des monts Caroux et de l'Espinouse, derniers contreforts de la Montagne Noire et des Cévennes.

Les remarquables observations de MM. Elie de Beaumont et Dufrenoy démontrent que la falaise qui termine au S. le plateau central de la France a même origine et même date que le grand soulèvement de la chaîne principale des Alpes.

M. l'ingénieur Clément, dans un savant rapport, a confirmé l'exactitude de cette théorie ; car, en ce qui concerne la constitution du vallon de Lamalou, on peut conclure que des vallées profondes et transversales, entre autres celles de Lamalou, ont été produites par le soulèvement en masses compactes des couches stratifiées, qui ont gardé une remarquable régularité dans leurs superposition, direction et inclinaison.

On comprendra, dès lors, l'abondance et la richesse des sources de Lamalou constamment alimentées par ce réservoir immense.

Dans la vallée de Lamalou-le-Haut, un filon N.-S., coupé transversalement par deux filons E.-O., semble devoir être le barrage naturel des ruisseaux supérieurs de Rosis, du Vernet et de Combes et le syphon par lequel les eaux thermales de cette vallée arrivent au jour.

C'est dans les clivages des couches schisteuses, pénétrées et recouvertes de fer hydroxydé et oxydulé, comme aussi dans les filons plombifères et cuprifères que ces eaux traversent, qu'elles se chargent de matières métalliques, alcalines, arsenicales et siliceuses ; dans les filons riches et variés, si développés aux environs et au-dessus du ruisseau de Rosis et dans celui qui leur sert de syphon, qu'elles s'enrichissent de dissolvants tenant en suspension les substances organiques ainsi que le gaz acide carbonique qui se dégage en si grande abondance de la source même de ces eaux chaudes et minérales.

Les dépôts ferrifères qui se voient dans la vallée de Lamalou doivent leur existence aux sources de Lamalou-le-Haut et en dérivent ; la preuve en est qu'au-dessus, ils n'existent pas et que ceux du bas du vallon, moins abondants, ont le même caractère minéralogique et chimique.

Comme ces dépôts reposent immédiatement sur les schistes cambriens à Lamalou-le-Haut, on est fondé à donner à cette source l'âge le plus reculé, celui qui vit surgir du Grand-Océan les crêtes de la Montagne Noire.

M. le professeur Moitessier, dans son remarquable ouvrage sur le vallon thermal de Lamalou, nous le montre formé dans son bas-fond par des schistes talqueux supportant des marnes irisées ; ces marnes se trouvent à peu près seules à Lamalou-le-Bas ; mais, en s'avançant vers le Nord, on les rencontre en contact avec les schistes à Lamalou-le-Centre, et à Lamalou-le-Haut ce rapport devient encore plus complet.

D'abondantes mines de cuivre existent à une petite distance de Lamalou et dans un rayon de quelques kilomètres des filons de manganèse, de fer sulfuré, de galène, etc., de nombreux amas de dolomies et de serpentine, d'importants gisements de gypse, de sulfate de baryte, etc.

L'arsenic existe dans les sources de Lamalou-le-Haut, ainsi que le cuivre, en proportions réduites.

Établissement thermal de Lamalou-le-Haut

L'ÉTABLISSEMENT thermal de Lamalou-le-Haut se trouve situé sur le plateau le plus large et le plus aéré du vallon thermal, au bas d'une colline aux riches ombrages de châtaigniers séculaires.

On y compte six sources principales, dont deux sont utilisées en bains et douches, et quatre sont employées en boisson.

Les deux sources qui alimentent l'Établissement balnéaire portent le nom de source tempérée ou source Audibert, et de source chaude, ou source François, en souvenir de l'habile ingénieur qui eut à opérer le captage et l'aménagement.

Les quatre buvettes portent les noms suivants :

1° Source du Petit-Vichy, ou de la Veyrasse : 2° Source Moïse ; 3° Source de la Mine ; 4° Source Carrière.

L'analyse de ces eaux a été faite par plusieurs chimistes distingués, parmi lesquels on peut citer M. le docteur Moitessier, professeur à la Faculté de Médecine de Montpellier, et M. Filhol, professeur de chimie à la Faculté des Sciences de Toulouse.

Analyse des principales sources de Lamalou-le-Haut, d'après M. le professeur FILHOL

ÉLÉMENTS	SOURCES					
	Tempérée	Chaude	Moïse	Petit-Vichy	La Mine	Carrière
	TEMPÉRATURE					
	29°	30°	17°	17°	18°	26°
Bicarbonate de Soude	0,4720	0,3921	0,4267	0,3727	0,2435	0,1583
— de Potasse	0,1280	0,1093	0,1480	0,1207	0,1038	0,0594
— de Chaux	0,6768	0,6022	0,6980	0,5765	0,5012	0,4446
— de Magnésie	0.2865	0.2483	0.2760	0,1974	0,1382	0,1961
— de Lithine	traces	traces	traces	traces	traces	traces
Carbonate d'Ammoniaque	0,0011	0,0011	0,0010	0,0003	0,0006	0.0005
— de Manganèse	traces	traces	traces	traces	traces	traces
Chlorure de Sodium	0,0256	0.0200	0,0266	0,0236	0,0346	0,0220
Fluorure de Calcium	traces	traces	traces	traces	traces	traces
Sulfate de Soude	0,0303	0,0367	0,0516	0,0480	0,0343	0,0395
Silice	0,0550	0,0315	0,0550	0,0550	0,0600	0,0400
Bicarbonate de fer crénaté	0,0231	0.0235	traces	0,0024	0,0484	0,0067
Phosphate de Chaux	0,0062	0,0060	Id.	traces	traces	traces
Arséniate de Chaux	0,0004	0,0004	Id.	0,0004	0,0004	Id.
Cuivre	traces	traces	Id.	traces	traces	Id.
Matière organique	Id.	Id.	Id.	Id.	Id.	Id.
	1,6450	1,4914	1,6879	1,4019	0,1366	0,9671
Acide carbonique libre	316,00	501,00	336,00	588,00	208,80	302,00
Azote	21,90	20,30	22,10	24,20	23,36	21,80
Oxygène	3,10	3,70	2,40	2,50	3,64	3,10
	341,00	523,00	360,60	514,70	235,00	326,90

ANALYSE des sédiments de la Source des Bains (Source François), par M. le professeur MOITESSIER.

Carbonate de Chaux.	. . . .	7 40
— de Magnésie.	. . . . . .	0 72
Peroxyde de Fer .	. . . .	77 89*
— de Manganèse	. . . . .	0 10
Arséniate de Fer.	. . . .	0 07
Silice . . .	. . . .	1 06
Sulfate de Baryte.	. . . . . .	
— de Strontiane	. . . . .	0 05
Oxyde de Cuivre	. . . . . .	0 03
— de Cobalt.	. . . . . .	
— de Nickel.	. . . . . .	*traces*
— de Zinc	. . . . . .	
Matière organique	. . . .	12 45**
Perte	. . . .	0 26
		100 00

Les analyses des docteurs Audouard, Bernard, Martin et enfin l'analyse des sédiments, faite par M. le Dr Moitessier, constatent que les eaux de Lamalou-le-Haut contiennent une quantité relativement élevée de matières organiques 12.45 (analyse du Dr Moitessier). M. le professeur Moitessier fait à la suite de cette analyse l'observation suivante.

Les dépôts ocracés de toutes les sources de Lamalou sont d'une couleur brunâtre tant qu'elles sont humides, et deviennent jaunes par la dessiccation ; ceux de la source de Lamalou-le-Haut conservent, au contraire, quand ils sont secs, la même teinte qu'ils avaient quand ils étaient

---

(*) L'analyse des sédiments de la Source des Bains de Lamalou-le-Bas n'a donné à M. MOITESSIER que 10,00 sur 100 parties au lieu de 77.

(**) L'analyse des sédiments de la même source, à Lamalou-le-Bas. n'a donné que 7,45 de matières organiques au lieu de 12.45.

humides et possèdent une teinte plus foncée que les précédentes.

Cette différence nous paraît dépendre d'une proportion plus considérable de matières organiques, peut-être aussi de la nature de cette matière.

C'est par la combinaison bien connue des éléments constitutifs des eaux, qu'on peut arriver à la solution du problème et à la raison de leurs effets.

Pourquoi, alors que le mélange des sels et des bases, établi d'après les rigoureuses analyses chimiques qui ont été faites, ne produit que peu ou point de résultat, pourquoi ne pas attribuer à leurs combinaisons avec les substances végétales et animales qu'elles détiennent, les effets des eaux minérales ?

La richesse de ces sources, en principes minéralisateurs et en matières organiques, est complétée par la quantité de gaz qu'elles dégagent ; sur ce point l'analyse du Dr Moitessier a donné les résultats suivants :

Un litre de gaz, spontanément émis par la source, contient :

Acide carbonique	995.5
Azote	4.0
Oxygène	0.5
	1000.0

Action thérapeutique des eaux de Lamalou-le-Haut

Maladies diverses auxquelles elles s'appliquent

L'ÉNERGIE thérapeutique et la spécialisation des eaux de Lamalou-le-Haut, peuvent être déduites, au moins d'une manière générale, de l'exposé qui précède. On comprendra facilement qu'avec leur faible thermalité, leur minéralisation qui contient du fer en parfait état de dissolution, uni au manganèse et à l'arsenic, et rendu très assimilable par son association avec des sels alcalins, et une grande quantité d'acide carbonique libre, elles aient une action à la fois reconstituante et calmante.

« Elles sont, en effet, essentiellement toniques et reconstituantes par leur composition chimique, qui permet d'instituer par leur moyen, une médication ferrugineuse et arsenicale, que l'on peut doser à volonté grâce au nombre et à la variété des sources dont on dispose. D'autre part avec leur température naturelle peu élevée, avec la proportion considérable d'acide carbonique libre, et de métaux divers qu'elles tiennent en dissolution dans les bassins mêmes où elles sont employées, elles constituent une médication balnéaire dont les effets sédatifs ne sauraient être mis en doute ».

(*De la métallothérapie balnéaire, à propos d'une visite aux bains de Lamalou*, par M. le Dr Barety, ex-interne des hôpitaux, lauréat de la Faculté de médecine de Paris).

Elles combattent avec succès l'affection rhumatismale, notamment le rhumatisme articulaire chronique chez les sujets lymphatiques anémiés, débilités par une cause quelconque.

Elles conviennent, tout spécialement, lorsque, chez de jeunes sujets, le rhumatisme porte à la fois sur les articulations et sur le cœur, ou lorqu'il est accompagné d'une névrose comme la chorée. Il en est de même quand l'affection rhumatismale a pour siège l'estomac (gastralgie) ou produit d'autres complications des voies digestives ; ou, encore, lorsque cette affection atteint le tissu des nerfs ou des centres nerveux (névralgies, sciatique, faciale, ou autres de nature rhumatismale ; rhumatisme cérébral, myélite rhumatismale avec paraplégie).

En second lieu, comme par leur composition chimique

elles sont essentiellement *reconstituantes*, et que la balnéation produit des effets demi-sédatifs très marqués, on comprend qu'elles soient tout spécialement indiquées dans les maladies dans lesquelles on a à combattre l'appauvrissement du sang : telles que la chlorose, la chloro-anémie, les anémies que le fer et l'arsenic peuvent guérir, les convalescences de fièvre ou de maladies graves, les névralgies et les névropathies qui sont sous la dépendance de l'anémie ou de l'épuisement des systèmes nerveux, telles que l'anémie cérébrale, le vertige stomacal, le nervosisme qui accompagnent les pertes séminales. Ces mêmes propriétés reconstituantes expliquent leur action dans les maladies de matrice, qui sont presque toujours accompagnées de nervosisme et d'appauvrissement des éléments constitutifs du sang.

L'action sédative, que l'on développe par la médication hydro-minérale à Lamalou-le-Haut, explique l'efficacité de ces eaux dans les névralgies, dans les névroses, telles que l'hystérie et la chorée, qui ne reconnaissent pour cause ni le rhumatisme ni l'anémie. Elles combattent, en effet, avec beaucoup de succès, l'éréthisme nerveux extrême et les phénomènes convulsifs ou paralytiques (hémi-anesthésie, paraplégie, hémiplégie, mouvements choréiques), qui accompagnent ces grandes névroses. L'expérience démontre aussi que ces propriétés toni-sédatives, que l'on voit calmer le désordre et relever les forces du système nerveux, peuvent exercer une action élective sur la moelle épinière et devenir tout spécialement modificatrices des fonctions de cet organe. C'est ainsi que l'on peut expliquer les guérisons ou les améliorations très notables obtenues dans les cas d'ataxie locomotrice de myélite, de paralysie infantile ou spinale des adultes, de paraplégie avec parésie vésicale et autres symptômes paralytiques d'origine spinale.

Enfin, on peut instituer par la balnéation et l'usage à l'intérieur des eaux alcalines du Petit-Vichy, une médication diurétique efficace dans certains cas de *goutte* et de *gravelle,* ou une médication eupeptique et doucement reconstituante qui relève les forces des malades atteints de lésions organiques de l'estomac ou de l'intestin.

Mais où les eaux de Lamalou-le-Haut sont infiniment supérieures, c'est pour le traitement de l'*ataxie locomotrice.*

Voici à ce sujet les lignes écrites par une autorité médicale dans les questions thermales :

Il a été pendant très longtemps de règle d'envoyer les malades atteints de cette redoutable affection à des eaux fortement thermales. Or, la plupart, loin d'y trouver la guérison promise, en rapportaient une véritable aggravation de leurs maux.

C'est ce qu'a parfaitement démontré Rosenthal, en même temps qu'il établissait que les sources tempérées, d'une chaleur, par exemple, de 24 à 28 degrés, sont celles qui réussissent le mieux. On ne sera donc pas surpris ici de l'efficacité des eaux de Lamalou, et tout spécialement de celles de Lamalou-le-Haut, puisque ces dernières ont précisément la température indiquée par Rosenthal.

Mode d'administration des eaux

PARMI les modes d'administration des eaux minérales, deux, le bain et la boisson des eaux à la source même sont appelés essentiels, par tous les médecins hydrologistes et en particulier par le Dr Durand-Farel, dont le nom fait autorité dans la matière ; les autres modes d'emploi (douches, pulvérisations, inhalations, etc.), sont appelés moyens accessoires.

Les eaux minérales constituent un agent thérapeutique d'autant plus efficace, qu'elles sont prises ou administrées plus près de leur source

Pour les bains, le maximum d'effet ne peut donc être obtenu qu'autant qu'on arrive à plonger pour ainsi dire le malade dans la source même, avant que les eaux n'aient subi aucune altération au contact de l'air, et n'aient fourni aucun dépôt, le dépôt étant toujours l'indice d'une décomposition plus ou moins avancée.

Pour réaliser ces données fondamentales, le captage et l'aménagement des eaux ont été exécutés conformément aux indications de M. François, inspecteur général des mines, et de M. de Sizancourt, ingénieur en chef et directeur de l'École des mines de St-Etienne.

Des conduites, forées dans le tube du sondage de la source, vont saisir les eaux en profondeur, et sans l'intermédiaire d'aucun réservoir, leur donnent pour émergence directe les appareils mêmes dans lesquels les bains sont administrés.

Les eaux, à leur arrivée dans les piscines ou les baignoires, conservent, avec leur température, tous les gaz et tous les principes actifs dont elles se sont chargées dans leur parcours souterrain. Les corps plongés sont instantanément couverts de bulles de gaz, qui se détachent au moindre mouvement, pour se renouveler sans cesse, constituant, *ainsi, un véritable bain d'acide carbonique.* Le courant continu, qui renouvelle rapidement la masse d'eau, maintient une température constante et un dégagement de gaz incessant.

On comprend que les modes de distribution, encore trop généralement adoptés en France, qui comportent des réservoirs ou des conduits transportant au loin les eaux, n'amènent dans les appareils balnéaires que des eaux pauvres en acide carbonique, dont le fer, passé à l'état de peroxyde (rouille), est devenu un agent inerte et inassimilable, sans action thérapeutique sensible.

La même observation s'applique au rôle de la silice et des autres principes métalliques ou terreux qui ne restent solubles qu'en présence d'un excès d'acide carbonique.

Grâce au mode de distribution et d'aménagement adopté à Lamalou-le-Haut, les réactions auxquelles donne lieu la totalité des éléments chimiques contenus dans l'eau minérale se produisent au contact immédiat de la peau, avec toute leur puissance et dans les conditions d'action les plus favorables.

Le Dr Durand-Fardel appelle « idéal », au point de vue thérapeutique, le bain thermal à eau courante ; mais ce bain idéal ne peut être réalisé que près des sources très abondantes, et dont la température se rapproche de celle appelée « indifférente », qui de 28 à 30° est réputée la meilleure.

Lamalou-le-Haut offre cet avantage peu commun.

La température de l'eau, voisine de celle des bains ordinaires (30° centigrades), semble merveilleusement choisie pour favoriser l'action des principes minéraux et des gaz. Après une courte et légère sensation de fraîcheur, le gaz, dont les globules en masse serrée couvrent le corps, amène insensiblement et progressivement un sentiment de douce chaleur, accompagné d'une sensation de picotement et d'une rubéfaction plus ou moins intense de la peau.

L'établissement possède des appareils complets de douches, pouvant fournir à volonté, soit de l'eau minérale, avec la thermalité naturelle, soit de l'eau ordinaire froide, destinée aux opérations hydrothérapiques.

Des appareils nouvellement installés permettent de donner des bains secs et des douches sèches d'acide carbonique.

Expéditions d'Eaux Minérales

Les Eaux des buvettes de Lamalou le-Haut sont remarquables par la stabilité de leur composition. Elles conservent, après le transport et un séjour prolongé dans les bouteilles, toutes leurs propriétés curatives. L'eau du Petit-Vichy est une des meilleures eaux de table connues et n'altère nullement le vin.

Pour tous les renseignements, s'adresser :

A M. LE DIRECTEUR DE L'ÉTABLISSEMENT THERMAL
DE LAMALOU-LE-HAUT

ANNALES MÉDICALES

Observations du Dʳ BOISSIER

(1894)

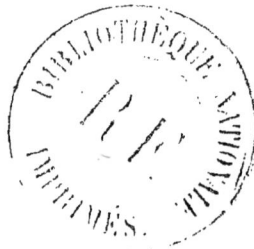

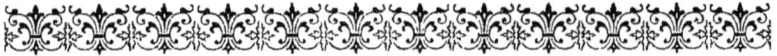

Observations du Dr BOISSIER

Nous empruntons au Dr Boissier les observations suivantes sur le mode d'administration des eaux dans les traitements de quelques maladies et les résultats obtenus.

On peut juger, par les analyses qui précèdent, de la valeur thérapeutique des eaux de Lamalou-le-Haut. Avec une composition bi-carbonatée sodique faible et une grande quantité d'acide carbonique libre, elles contiennent, en proportions considérables, des sels de fer, de manganèse et d'arsenic et sont, tout spécialement, riches en métaux divers. C'est à ce point que le docteur Baréty (de Nice), après y avoir fait une saison, expliquait les cas de guérison ou d'amélioration qu'il y avait observés, en disant qu'on faisait, à Lamalou-le-Haut, une véritable métallothérapie hydrominérale.

En effet, avec cette minéralisation, avec ces bains administrés à eau courante, dans des piscines où la source vient jaillir directement (mode de distribution qui conserve à l'eau employée tout son acide carbonique libre, tous ses éléments constitutifs en bonne dissolution et sa thermalité de 28 à 29° centigrades), on peut constituer une médication sédative, reconstituante et névrosthénique des plus énergiques.

Cette médication balnéaire, aidée par la boisson des eaux ferrugineuses de la source de la mine, et par les eaux éminemment digestives de la source du Petit-Vichy, réussit parfaitement dans les cas d'anémie par hémorragie, comme on peut le voir par l'observation suivante :

Observation première

Mlle X... a 33 ans; d'un tempérament nerveux, lymphatique, d'une constitution délicate, elle ne présente rien de
particulier sous le rapport de l'hérédité. Elle mène une vie
assez fatigante dans un magasin de détail. Elle a été réglée
à 16 ans. Un an après, elle a présenté les premiers signes
d'une dysménorrhée qui n'a fait que s'accentuer jusqu'à
aujourd'hui. Tout d'abord, c'est seulement dans la première
journée qu'elle éprouve des coliques utérines, des maux de
reins et une céphalalgie assez intense. Puis, l'époque menstruelle se poursuit d'une manière normale, ne durant en
tout que quatre jours et n'étant suivie d'aucune fatigue. Vers
l'âge de 25 ans, les troubles dysménorrhéïques augmen-
tent; la céphalalgie et les douleurs utérines deviennent plus
aiguës et durent plus longtemps. Elles sont accompagnées
de gastralgie et de vomissements. En même temps, l'hémorragie devient plus abondante. Elle dure six et même
quelquefois sept jours, et laisse après elle un état de fatigue
générale de plus en plus marqué. Bientôt, à cette fatigue,
entretenue, d'autre part, par un peu de surmenage profes-
sionnel, viennent se joindre de la dyspepsie avec dilatation
neurasthénique de l'estomac. La faiblesse générale et
l'éréthisme nerveux se prononcent de plus en plus. La
malade a les muqueuses et la peau décolorées ; elle éprouve
constamment de la lassitude, des douleurs gravatives, tantôt
à la région frontale, tantôt à la région lombo-sacrée. Les
digestions, celle du soir surtout, deviennent de plus en plus
difficiles. Après deux ou trois heures de sommeil, la malade
est réveillée par des douleurs épigastriques, du ballonnement, des palpitations, et elle ne peut plus se rendormir.

L'insomnie vient ajouter une nouvelle cause de débilita-
tion et d'éréthisme nerveux à celles qui existent déjà.

C'est dans cet état de nervosisme et d'anémie, et sans
aucune lésion organique, du reste, que Mlle X... arrive aux
eaux de Lamalou-le-Haut, à la fin de septembre 1889. Les

bains (de 8 à 10 minutes d'abord), puis prolongés jusqu'à 15 et 18 minutes, sont bien supportés. Il en est de même des eaux de la Mine, prises en boisson pendant les repas et de celles de la source Capus, qu'elle prend à doses très modérées, à la source même, le matin et le soir. Chez la malade, ce fut d'abord du côté de l'estomac que se manifesta l'amélioration. Les digestions devinrent plus faciles ; les palpitations qui les accompagnaient devinrent moins fréquentes et de plus courte durée. Les nuits se passèrent meilleures ; le sommeil fut plus long et plus réparateur. En même temps, on voyait le bain journalier diminuer la lassitude générale, amener un certain bien-être et calmer les douleurs lombaires.

Sous cette double influence, l'état général de la malade était devenu beaucoup plus satisfaisant. C'est à ce moment, vers le 15e bain, que l'époque menstruelle se produisit avec une avance d'environ cinq jours. La céphalalgie, l'éréthisme nerveux, se montrèrent très intenses ; mais, du côté de l'estomac, on put déjà noter une amélioration sensible. La période de vomissements fut très courte ; les douleurs épigastriques, moins violentes, apparurent plus espacées et seulement pendant les deux premiers jours. En même temps, on pouvait constater une grande atténuation du côté des douleurs utérines et de la lombalgie. L'hémorragie resta toujours considérable.

Le traitement hydro-minéral, repris immédiatement après la cessation des règles, put se continuer dans d'assez bonnes conditions jusqu'au 22me bain, et son action toni-sédative immédiate diminua, dans une large mesure, la durée et l'intensité de la période de fatigue générale qui suit ordinairement les époques.

L'amélioration se prolongea et s'accentua même après la saison thermale, et Mlle X..., qui était sur le point d'abandonner sa profession, a pu la continuer, sans préjudice pour sa santé. Elle est revenue aux eaux en 1890 et 91. Elle n'a plus de décoloration de la peau ni des muqueuses ; les hémorragies mensuelles sont bien moins abondantes : son état général est infiniment meilleur ; et, de tous les symptômes qu'elle présentait en 1888, il ne lui reste plus qu'un peu de dysménorrhée le premier jour des règles, un léger degré de nervosisme, et, de temps en temps, ce qu'elle appelle ses petites crises de migraine. Ajoutons que ces crises de céphalalgie, très atténuées, ne s'accompagnent plus, comme autrefois, de nausées et de vomissements.

Observation II.

Anémie profonde. — Crises hystériques.

Mme F..., 26 ans, tempérament lymphatico-nerveux, constitution moyenne. Mère et sœurs anémiques très nerveuses. Oncle atteint, dit-on, d'anémie cérébrale. Réglée à 11 ans ; sans aucun trouble. — Mariée à 22 ans ; première grossesse très normale, terminée par un accouchement naturel. A 25 ans, nouvelle grossesse qui ne présente rien de particulier. — Accouchement assez laborieux de deux jumeaux bien portants. Reste très affaiblie après cette double parturition. Au vingtième jour, sans qu'elle eût quitté son lit, survient un accès très court : frisson violent, suivi de chaleur et de sueur profonde abondante. Le tout dure environ une heure. Deux heures après, nouvel accès, plus long cette fois et terminé par une sueur froide avec tendance à la syncope. Après cet accès, la malade reste très affaiblie. — Quatre ou cinq jours après, 12 juin 1887, vers minuit, nouvelle crise, à la suite de laquelle les membres restent engourdis pendant quelques heures. Depuis lors, jusqu'au 17 septembre, jour de l'arrivée aux eaux, les accès ont eu lieu environ tous les deux jours, atténués par la quinine. Il y a eu quelquefois deux accès dans la même journée, et dans ce cas, ils étaient courts et d'intensité médiocre. Sous l'influence de la quinine, la malade a pu rester jusqu'à cinq jours sans avoir de crises.

Depuis deux mois environ, la forme de ces crises est un peu modifiée. Des bruits intestinaux, des douleurs abdominales précèdent le refroidissement ; bientôt apparaît une sensation de boule avec gonflement du ventre, accompagné d'une chaleur vive qui s'irradie dans les membres, produit des picotements dans les pieds et dans les mains, et s'éteint dans une sorte d'engourdissement avec sueur froide qui envahit peu à peu tout le corps. Dans cet état, la malade, qui a toujours conscience de ce qui se passe autour d'elle, ne peut ni faire un mouvement, ni prononcer une parole. Elle sort, peu à peu, de cette espèce de léthargie et reste, tout le jour suivant, dans un état de dépression nerveuse et d'affaiblissement général extrêmes.

Vingt jours avant son arrivée à Lamalou-le-Haut, la malade avait eu, pour la première fois, trois crises en vingt-quatre heures : deux faibles dans la nuit et une, assez forte, pendant la journée ; puis elle était restée cinq jours sans en avoir. Depuis, elles se sont reproduites avec leur fréquence ordinaire, une à peu près tous les deux jours.

A l'arrivée, on constate un état de dépression très prononcé ; la peau et les muqueuses sont décolorées, la face est terreuse ; bruit de souffle anémique, au premier temps, se prolongeant sur le trajet de la carotide ; réflexes pharyngiens normaux, pas d'hémianesthésie ; ovaralgie gauche très marquée : la pression sur cette région est douloureuse et amènerait rapidement une crise. Il existe également des points hystérogènes sur les apophyses de quelques vertèbres cervicales (partie inférieure de la région) et sur certaines apophyses des vertèbres dorsales. Cette dernière région, ainsi que le sacrum, sont le siège de douleurs rachialgiques assez accentuées. La malade dit, que, dans ces derniers temps, ses seins se gonflent, se durcissent et deviennent douloureux pendant les crises. Du côté de l'abdomen, il y a un ballonnement douloureux, et, chose bizarre, se porte plus souvent à gauche qu'à droite. Dans tout le cours de la maladie, il y a eu une seule crise compliquée de mouvements convulsifs. — Il y a de l'anorexie ; les digestions sont laborieuses. La malade mange peu et presque toujours des aliments liquides. La constipation est extrême. Du reste, les actes digestifs ne paraissent pas jouer un rôle important dans la production des crises. C'est presque toujours la nuit qu'elles ont lieu. Le jour, la malade se traine. Elle est languissante ; sa physionomie exprime une tristesse profonde. Sa mémoire est infidèle. Elle recherche la solitude, l'inaction, le repos.

Le jour de l'arrivée, une crise légère. Rien le lendemain. Le surlendemain, 19 septembre, premier bain pris dans l'après-midi, bien supporté. Dans la nuit du 19 au 20, crise très forte, à la suite de laquelle la prostration est très accusée. Le bras gauche, dans la première moitié de la journée, reste frappé d'impotence motrice, sans trouble marqué de la sensibilité cutanée, ni du sens musculaire, Bain court, les deux jours suivants, qui se passent sans crises. Au quatrième jour du traitement, repos de bain ; deux ébauches de crise dans la nuit ne laissent presque pas de prostration après elles. Légère amélioration de l'état général qui se soutient pendant une dizaine de jours. Trois et même quatre bains de suite peuvent être pris sans jour de repos. Dans les quinze premiers jours de traitement (soit 11 bains pris), il n'y a eu que deux grandes crises et trois ébauches de crises qui viennent se surajouter aux deux déjà indiquées.

A partir de ce jour, commence une véritable période d'accalmie ; et, jusqu'à la fin du traitement, on ne constate qu'une seule grande crise arrivée à la fin d'une après-midi, pendant laquelle la malade s'est fatiguée et a eu une assez vive émotion. Durant cette période, elle eut seulement, de temps à autre, ce qu'elle appelle de petits malaises caractérisés par une douleur du côté, qu'elle attribue à une mauvaise position pendant le sommeil, et qui amène rapidement l'enflure du ventre avec une légère sensation de chaleur, mais sans irradiation dans les membres et sans engourdissement. Les digestions sont meilleures, l'appétit est revenu.

Mme F... peut s'alimenter de choses solides. Les journées sont meilleures. Elle peut se promener et se distraire. — Elle quitte Lamalou-le-Haut, après 23 bains en 30 jours. L'action reconstituante du traitement s'est largement produite. La peau et les muqueuses se colorent. Le visage n'est plus aussi déprimé. La malade est devenue, comme elle le dit elle-même, méconnaissable. Elle revient à Lamalou-le-Haut l'année suivante. Les grandes crises n'ont pas reparu ; mais elle reste toujours nerveuse, émotive à l'excès et a encore, de temps en temps, de *petits malaises*.

Observation III

Anémie par suite d'endométrite avec ménorrhagies très abondantes.
Curetage de la matrice. — Guérison.

Mme X..., 30 ans, lymphatique, assez bonne constitution ; rien de particulier sous le rapport des antécédents ou de l'hérédité. Réglée à 14 ans, sans aucun trouble. Bonne santé jusqu'à 23 ans, époque de son mariage. Pas de grossesse. Une seule fois, à la fin de la première année, retard de trois semaines dans l'apparition des règles, suivi d'une hémorragie très abondante, sans aucune preuve visible de fausse couche. Depuis, presqu'à chaque époque, il y a des douleurs utérines et lombaires et une hémorragie de plus en plus abondante, qui finit par durer 4 et même 5 jours, et qui est suivie d'un écoulement de sang de plus en plus décoloré, durant à peu près le même laps de temps. Bientôt cet écoulement est suivi d'une abondante leucorrhée, qui ne cesse que 3 ou 4 jours avant la nouvelle époque menstruelle. La malade s'affaiblit; elle ne peut marcher longtemps sans éprouver des douleurs dans les reins et dans la région utéro-ovarienne. Elle maigrit, devient pâle, éprouve des palpitations à la suite du moindre effort. Cet état dure depuis environ deux ans quand elle se décide à consulter un médecin. — Traitement par le repos, des injections émollientes, des bains prolongés; puis, cautérisation du col, pansement avec l'ouate et la teinture d'iode, injections astringentes, toniques à l'intérieur. Légère amélioration. Dès que le traitement cesse, la leucorrhée et les douleurs reprennent leur première intensité. L'abondance des hémorragies mensuelles n'a pas été diminuée; l'état général anémique est peu modifié, et cependant le traitement a duré plus de 14 mois.

La malade va alors consulter à Montpellier. Là, après une préparation suffisamment prolongée et un long repos absolu, on pratique des curetages de la matrice. — Pansement approprié, injections avec de l'eau boriquée très chaude; plus tard, administration de toniques, de reconstituants et douches hydrothérapiques. — Sous l'influence de cette médication, l'amélioration de l'état local est très manifeste. Les douleurs utérines diminuent et finissent par disparaître ; l'hémorragie menstruelle est bien moins abondante et dure moins longtemps. La leucorrhée persiste, mais atténuée. L'état général a été également amélioré, mais dans de bien moindres proportions. La lassitude générale existe toujours ; la marche reveille facilement les douleurs utérines. Les palpitations reviennent, soit le jour, quand la malade veut agir, soit la nuit, quand elle est prise d'insomnie. C'est à ce moment (août 1889) qu'elle est envoyée à Lamalou-le-Haut. Bain très court, pris à la fin de l'après-midi ; repos absolu après le bain. Continuation des lavages intérieurs à l'eau boriquée, très chaude, matin et soir. Eau du Petit-Vichy aux repas. Eau de la Mine à la source même. Les bains sont bien supportés ; peu à peu, leur durée est augmentée, et on arrive à des bains de 20 minutes. Tous les 3 ou 4 jours, un jour de repos. On arrive ainsi à 17 bains pris en 24 jours. Ce traitement balnéaire, continué dans les conditions modérées indiquées plus haut, n'a amené, du côté de l'utérus, que des poussées congestives sans importance, toujours très courtes, et qu'un jour de repos suffisait à dissiper. D'autre part, il a produit des effets reconstituants manifestes. Les palpitations ne se montrent plus que rarement, et seulement sous l'influence de la marche ou d'un effort un peu prolongé. La peau tend à prendre une coloration normale ; le sommeil et l'état général des forces sont sensiblement meilleures. L'époque menstruelle était imminente quand la malade a quitté les eaux ; néanmoins, il n'y avait pas de douleurs utérines, et la leucorrhée restait très atténuée. La menstruation, arrivée peu après, se passa normalement. Après la cure thermale, l'amélioration de l'état général se soutient et s'accentue. En 1890, la malade revient, au mois de juin. Le traitement chirurgical n'a pas été repris. Les signes d'anémie sont restés très atténués. La leucorrhée persiste toujours, mais moins abondante ; la menstruation est régulière et sans troubles marqués. On continue néanmoins les injections quotidiennes avec de l'eau simple très chaude. Tout traitement a cessé depuis longtemps, et la santé paraît très bonne, en 1891, lorsque Mme X... revient, à la fin du mois de septembre, faire sa troisième et dernière cure à Lamalou-le-Haut. Chez cette malade, les eaux, dès leur premier emploi, avaient amené des effets reconstituants qui ont été durables et que les toniques pris à l'intérieur, et même l'hydrothérapie, employés à la suite de l'intervention chirurgicale, n'avaient pas pu produire au même degré.

Observation IV

Endométrite. — Anémie et neurasthénie consécutives. — Emploi des eaux après traitement chirurgical.

Cette observation a la plus grande analogie avec celle qui précède. Il s'agit d'une jeune femme de 24 ans, de tempérament lymphatique, de constitution robuste, fille de père et de mère bien portants, qui avait été réglée à 12 ans et mariée à 20 ans en pleine santé. La maladie débuta, quelques mois après le mariage, par des douleurs dans la région de l'utérus et des ovaires. Ces douleurs se montraient surtout après une marche un peu prolongée, s'irradiant dans les reins et plus tard dans les muscles des cuisses. Elles se reproduisaient durant la période menstruelle, alors même que la ma'ade évitait de marcher. Chaque mois, pendant près d'un an, les règles devenaient de moins en

moins abondantes. En même temps, les douleurs utérines
et lombaires étaient accompagnées de céphalalgie frontale
très intense, de gastralgie avec nausées et vomissements et
d'un état d'éréthisme nerveux général de plus en plus
marqué. Ce syndrôme dure pendant 2 ou 3 jours, laissant
Mme X... dans un état d'affaiblissement général et de
dépression nerveuse qui s'atténue peu à peu, mais qui
reprend, avec son intensité primitive, lors de la nouvelle
période menstruelle. Dès la seconde année du mariage,
malgré les traitements mis en usage, la moindre marche ou
la station debout déterminent, du côté de la matrice, une
sensation de pesanteur avec douleurs vives, s'irradiant
dans les reins et amenant rapidement une exagération de
l'éréthisme nerveux. C'est alors qu'apparaissaient la céphalalgie, des palpitations, des spasmes de la respiration et des
tiraillements dans les membres, suivis de grande faiblesse.
Pour éviter le retour de ces accidents, Mme X... cesse, d'abord,
de sortir ; puis, elle marche le moins possible dans sa
maison, et elle finit par rester au lit ou allongée dans la
journée. C'est alors, qu'après un repos absolu suffisamment
prolongé et l'emploi d'une médication émolliente et sédative, elle est soumise à un traitement chirurgical qui amène,
au bout d'environ deux mois, une amélioration sensible de
l'état local. Cette amélioration se soutient ; mais, l'innervation restant toujours fort troublée, la malade est envoyée
à Lamalou-le-Haut, après avoir été soumise, pendant quelques mois, à un traitement hydrothérapique qui ne donne
pas de résultats appréciables.

Elle arrive après avoir bien supporté un voyage, qu'elle
redoutait beaucoup. Elle présente l'état suivant : embon-
point témoignant un certain degré de lymphatisme ; la peau
et les muqueuses sont assez colorées ; rien à la poitrine ;
rien d'organique au cœur ; digestions assez bonnes, bien
que l'appétit soit capricieux et la constipation opiniâtre.
Sauf 3 ou 4 heures par jour, passées la plupart du temps
sur sa chaise longue, la malade garde le lit. L'éréthisme
nerveux est considérable. Les nuits, souvent sans sommeil,
sont suivies de matinées pendant lesquelles Mme X... reste

plongée dans une sorte de torpeur. Elle est émotive à l'excès. Sous l'influence des moindres causes, du moindre
bruit imprévu, on voit survenir des palpitations, des spasmes de la poitrine, du tremblement dans les membres. Il
n'y a jamais eu de crises convulsives ni de syncopes. L'époque menstruelle n'est marquée que par une poussée conges-
tive vers les organes du petit bassin, avec accroissement de
la leucorrhée, mais sans trace d'hémorragie. Cette poussée
est accompagnée de céphalalgie et d'une exaspération de
tout le syndrôme nerveux indiqué plus haut. Cet état dure
3 ou 4 jours, avec des alternatives de sédation relative et
d'excitation. Pendant tout ce temps et les jours suivants
Mme X... est obligée de garder le lit.

Des bains courts sont bien supportés. On continue l'usage
des irrigations d'eau très chaude. Après quelques jours, le
sommeil est meilleur, l'engourdissement général qui se
produisait le matin est moins marqué. Il y avait déjà des
signes de sédation très apparents et la malade pouvait rester levée un peu plus longtemps, quand arriva la menstruation.

Rien de changé durant cette période. Toujours mêmes
troubles, et au même degré, sauf la céphalalgie, qui dure
moins longtemps. Toujours pas d'hémorragie. Cinq jours se
passent sans que le traitement balnéaire puisse être repris.
Après ce repos, Mme X..., qui avait déjà pris 12 bains, put
en prendre 8 autres en onze jours. Pendant ce temps, on put
constater une sédation graduelle de l'éréthisme nerveux.
Les nuits sont meilleures. Les palpitations et les spasmes
se produisent moins facilement. La malade peut rester
plus longtemps levée et agir un peu dans sa chambre, sans
ramener, au même degré, les douleurs utérines. Elle passe
une partie de l'après-midi au grand air.

C'est ainsi que la première cure thermale se termine au
milieu de juin 1887.

Nouvelle saison thermale à la fin de septembre de la
même année.

L'amélioration a progressé. Au mois d'août, une hémorragie très peu abondante a marqué l'époque menstruelle.

Celle du mois de septembre, qui vient de finir depuis quelques jours seulement, s'est passée sans traces d'hémorragie ; néanmoins la santé générale est bien meilleure : Mme X... reste bien moins longtemps couchée ; l'éréthisme nerveux est sensiblement atténué ; la céphalalgie, moins aiguë, se montre plus rarement ; la leucorrhée est très diminuée. Cette fois, dès le début, le traitement thermal produit une assez vive excitation des troubles nerveux. Peut-être a-t-il été commencé trop vite après la menstruation ? Néanmoins, une période de sédation très satisfaisante succède à cette excitation, et c'est au milieu d'un grand bien-être relatif que la malade quitte les eaux le 19 octobre.

Elle revient en mai 1888, après avoir passé un bon hiver. A partir du mois de décembre 1887, l'aménorrhée a cessé. Pendant environ 3 jours, Mme X... perd une petite quantité de sang de bonne couleur. La leucorrhée, bien moins considérable qu'autrefois, cesse 8 ou 10 jours après les époques et ne reparaît pas avant la nouvelle menstruation. Les troubles nerveux qui marquaient cette crise sont restés très notablement atténués. La malade est moins sensible aux causes d'excitation. Elle peut sortir et vivre de la vie commune, à la condition d'éviter toute grande fatigue et de conserver un repos à peu près absolu pendant les époques. Cette fois, la cure thermale se poursuit sans rien présenter de particulier.

Quatre ans après, en 1892, Mme X... fait une nouvelle apparition à Lamalou-le-Haut ; sauf un peu de nervosisme qui persiste encore, elle se considère comme guérie, et ne revient aux eaux que dans l'espoir que leur action, autrefois si salutaire pour elle, favorisera, cette année, une maternité après laquelle elle soupire toujours vainement.

Observation V

Anémie, névralgie faciale, hémicranie

Mlle Ch... a 38 ans, un tempérament lymphatico-nerveux, une faible constitution ; hérédité arthritique du côté paternel ; mère migraineuse. Réglée à 14 ans, sans troubles dysménorrhéiques, elle a pourtant toujours eu une santé délicate. De 16 à 25 ans, elle a été sujette à des céphalées peu douloureuses, mais tenaces, souvent accompagnées d'accidents dyspeptiques : digestions laborieuses, palpitations. Vers 30 ans, après quelques années de bonne santé relative, elle a éprouvé des douleurs aux reins, une sensation de pesanteur du côté de l'utérus, et a vu arriver une leucorrhée de plus en plus abondante. Cet état dure pendant quelques années, avec des alternatives d'aggravation et d'amélioration, se compliquant peu à peu d'accidents nerveux : spasmes, tremblements dans les membres, crises fréquentes de larmes se produisant sans raison ou sans l'influence des causes les plus futiles. C'est à ce moment, il y a environ 4 ans, qu'un examen au speculum permit de constater un engorgement du col avec de petites ulcérations. Des cautérisations au nitrate d'argent et un traitement approprié eurent assez vite raison de la maladie utérine ; et après ce traitement, Mlle Ch... est restée, pendant 18 mois environ, avec toutes les apparences d'une bonne santé, ne conservant des symptômes qu'elle avait eus qu'un peu de leucorrhée et, de temps en temps, des crises de céphalalgie. Il y a environ 2 ans, ces crises sont devenues plus fréquentes, plus longues, et en même temps la douleur présentait une acuité plus considérable. Le moindre refroidissement, surtout par les temps humides, ramenait des crises qui duraient quelquefois 5 ou 6 jours, laissant le malade dans un état d'éréthisme nerveux et de faiblesse générale qui persistaient, avec des degrés variables, pendant toute la mauvaise saison. L'été et le séjour à la campagne amenaient

une très grande amélioration ; et Mlle Ch... paraissait revenir à la santé ; mais, dès les premiers froids, la céphalalgie
et les troubles nerveux se montraient avec une intensité
croissante. Cet état précaire, qui commençait en automne,
durait jusqu'au milieu du printemps.

C'est au milieu d'octobre 1889, et après avoir eu déjà
plusieurs atteintes de névralgie, que Mlle Ch... se décide à
venir faire à Lamalou-le-Haut une cure qui lui avait été
prescrite, dès le printemps. Elle est d'aspect chétif, pâle,
très amaigrie. Les muqueuses sont légèrement décolorées.

A l'auscultation, on constate un bruit de souffle anémique
que l'on perçoit également sur le trajet des grosses artères.
La respiration est fréquente, et parfois saccadée. La malade
se plaint de ne pouvoir faire, que très rarement, des inspi-
rations profondes. Elle a souvent des palpitations qui se
produisent surtout après le repas de midi, et coïncident
avec des flatulences et un ballonnement de la région épigas-
trique plus ou moins considérable. Parfois, tout l'abdomen
est ballonné, et il y a, alors, des douleurs de reins et un
état d'accablement avec sensation de grande faiblesse générale. Ces symptômes se dissipent peu à peu, après avoir
duré une partie de l'après-midi. Ils se montrent très rarement après le repas du soir ; et dans ce cas, ils sont accom-
pagnés d'insomnie et d'agitation générale. Du côté de l'utérus et de ses annexes, rien de particulier, si ce n'est un peu
de leucorrhée. La pression sur les ovaires détermine de la
douleur, presque aussi marquée à droite qu'à gauche. Depuis plusieurs années, la malade n'a eu ni spasmes, ni
tremblement des membres, ni, à plus forte raison, des crises
convulsives. Son caractère est triste, mélancolique ; mais
les crises de larmes ne reparaissent que très rarement et
jamais sans une cause qui puisse les expliquer. La menstruation est peu abondante mais régulière et souvent accompagnée, en hiver surtout, d'une augmentation des troubles
dyspeptiques ou de l'apparition des douleurs névralgiques
habituelles. Ces douleurs, qui constituent la partie essen-
tielle de la maladie, siègent sur la moitié droite de la boîte
crânienne et de la face, avec deux points principaux d'hy-

peresthésie, l'un sur la région pariétale, au-dessus du pavil-
lon de l'oreille, l'autre, sur la région temporale à un travers
de doigt en avant de l'antitragus. La pression sur ces points
est insupportable. Quand la crise dure un peu longtemps,
la douleur se complique de contracture de la mâchoire ; et
cette contracture persiste, mais à un moindre degré, après
la disparition de la douleur. A l'arrivée de la malade, cette
contracture existait, bien que les douleurs vives eussent
cessé depuis plusieurs jours.

Il n'y a pas de troubles de sensibilité cutanée, pas de
troubles du goût. La dentition est mauvaise et il y a plusieurs dents cariées : ce qui peut, dans une certaine mesure,
expliquer la persistance des douleurs et de la contracture.

Comme la malade redoute les basses températures, on
commence le traitement par l'immersion dans la baignoire
dont l'eau est portée à 33° (centigrades). Après 10 minutes
d'immersion, on établit dans la baignoire un courant d'eau
venue de la source, et le bain s'achève à une température
de 28° qui est bien supportée. Pas de résultats appréciables,
dans le début de la cure. Après 6 bains, crise très forte de
névralgie. Dès le deuxième jour, la contracture est telle que
la malade ne peut exécuter qu'avec beaucoup de peine les
mouvements de la mastication et se nourrit presque exclu-
sivement de lait et de bouillon. Ces mouvements, ainsi que
la pression sur les points hyperesthésiques, exaspèrent la
douleur. Après 4 jours, une sédation graduelle se produit,
et le lendemain, le traitement peut être repris. Il n'avait
apporté aucune modification à la crise, dont la durée et
l'acuité ont été à peu près normales ; mais après, la malade
reprend ses forces beaucoup plus vite qu'à l'ordinaire. Sous
l'influence des bains et de l'eau ferrugineuse prise en boisson, les effets reconstituants s'accusent de plus en plus.
Après le 9ᵐᵉ bain, la baignoire est abandonnée, et Mˡˡᵉ Ch...
prend la piscine, dont la température de 29° est très bien
supportée. C'est dans cet état d'amélioration relative, vers
le 16ᵐᵉ bain, que la menstruation se produit. Cette fois,
elle se passe, comme au milieu de l'été, presque sans
trouble. La fin du traitement ne présente rien de particulier,

Les douleurs se montrent de temps en temps, mais peu intenses ; la contracture de la mâchoire a presque entièrement cédé ; et, quand la malade quitte les eaux, vers le milieu du mois de novembre, le sommeil était bon ; les digestions plus faciles, n'étaient plus que très rarement accompagnées de flatulences et de ballonnement abdominal et on pouvait constater une très notable amélioration de l'état général.

L'hiver 1889-90 se passe beaucoup mieux que les hivers précédents. Les crises douloureuses sont très atténuées. Elles sont moins tenaces et ne paraissent qu'à de longs intervalles. Dans ces conditions, la malade a vu ses forces s'accroître graduellement ; et c'est dans un état de santé beaucoup moins précaire qu'elle revient à Lamalou-le-Haut, six mois après sa première cure, en mai 1890. Le teint est plus coloré. Il n'y a plus de bruit de souffle au cœur, ni aux artères. Les digestions sont relativement faciles. Le sommeil bon, sauf pendant les crises de névralgies. Ces crises sont beaucoup moins longues, les douleurs moins aiguës. La contracture de la mâchoire ne s'y montre plus que rarement et ne dure que peu de temps après la disparition de la douleur. Dans cette nouvelle cure, la piscine seule a été employée, et la température de 29°, même début du bain, a été très bien tolérée. Il y a eu une seule crise (assez vive du reste), après le 7me bain (8me jour du traitement). Rien de particulier depuis cette crise jusqu'à la fin de la saison, qui a compris 21 bains et duré environ 27 jours. En effet, il n'y a presque pas eu de douleurs pendant tout ce temps, mais seulement de petits élancements douloureux, se reproduisant de temps à autre, tantôt sur le crâne, tantôt sur la joue droite et en particulier sur le point d'hyperesthésie situé en avant de l'antitragus.

L'été 1890 se passe sans grandes crises. Peu à peu, les névralgies aiguës semblent remplacées par des atteintes de céphalée, qui se manifestent, en laissant entre elles des intervalles plus ou moins longs, et par la persistance des petits élancements dont il a été parlé plus haut. Les époques se passent sans autre trouble qu'une céphalée un peu plus intense qu'à l'ordinaire. Dans ces conditions, Mlle Ch., qui avait quitté Lamalou-le-Haut en juin, avec la ferme résolution d'y revenir au mois d'octobre, se contente de prolonger autant que possible son séjour à la campagne, et ne se décide pas à venir faire cette troisième cure. Son état de santé continuant à être satisfaisant, elle n'a plus fait usage des eaux depuis le printemps 1890.

Observation VI

Neurasthénie. — Migraine. — Troubles hystériques

M. X..., 42 ans, tempérament lymphatico-nerveux ; faible constitution ; hérédité du côté paternel arthritique et neuropathique ; rien du côté maternel. Il a eu des migraines dès l'âge de 8 ans. Ces migraines, revenant à peu près tous les 10 jours, le laissaient faible, nerveux, très émotif, peu apte aux exercices du corps. Il fit ses études dans ces conditions défectueuses et cependant avec succès, malgré les longues périodes de repos auxquelles sa maladie le condamnait.

Dès l'âge de 16 ans, la migraine avait pris la forme définitive qu'elle a gardée jusqu'à l'époque de sa disparition. Les crises duraient au minimum 24 heures, quelquefois deux jours. Les douleurs frontales et temporales sont très intenses, se montrent plus souvent à gauche qu'à droite et sont accompagnées de photophobie, sans scotôme scintillant, sans hémiopie. Du côté de l'estomac, il y a de l'anorexie, très rarement des nausées, jamais de vomissements. Le malade doit garder le lit durant toute la crise, rester dans l'obscurité et, autant que possible, sans mouvements. Il peut prendre quelques aliments liquides. Pendant tout ce temps, il éprouve une sorte de prostration, d'anéantissement qu'il caractérise en lui donnant le nom : d'*abrutissement*, de *disparition de l'être vivant*. Toute émotion un peu vive, de quelque nature qu'elle soit, triste ou gaie, devient la cause d'une de ces crises. Une fatigue physique, une longue veillée et même une exposition brusque au froid peuvent avoir le même résultat.

En 1876, sous l'influence d'une grande joie, il a une première crise nerveuse : sensation d'étouffement, respiration spasmodique, tremblement dans les membres, secousses musculaires involontaires, tendance à la contracture : tout cela finit dans une scène de pleurs, avec sanglots et larmes abondantes. De 1876 à 1880, pas de crises nerveuses ; les migraines continuent avec les mêmes caractères, et revenant à peu près avec les mêmes intervalles. En 1880, sous l'influence d'une émotion pénible, nouvelle crise nerveuse, cette fois, plus longue que la première et finissant, comme elle, dans les sanglots et dans les larmes. De 1880 à 1887, pas d'accidents nerveux, mais persistance des migraines, qui deviennent plus rares et moins intenses, mais qui sont toujours accompagnées du même sentiment d'anéantissement. En 1887, à la suite d'une cause futile et nullement en rapport avec les accidents nerveux qui allaient se produire, le malade éprouve une troisième atteinte de troubles hystériformes. Comme les précédentes, cette nouvelle crise est caractérisée par une sensation d'étouffement, des spasmes de la respiration, des tremblements et des secousses musculaires ; mais un nouveau symptôme y fait son apparition, c'est une contracture des muscles sterno-mastoïdien et trapèze du côté droit. Après cette crise, les migraines, qui avaient déjà diminué de fréquence et d'intensité, disparaissent pour ne plus revenir que très rarement, avec des intervalles de plusieurs mois, et sans aucune régularité.

A partir de 1887, au contraire, les crises nerveuses se renouvellent souvent. Il suffit d'une émotion, d'une contrariété, pour qu'on les voie se produire ; quelquefois même, elles se manifestent sans cause appréciable. Dès la fin de l'année 1888, elles reviennent presque tous les jours, souvent à heure fixe, se compliquant de contractures dans les muscles des cuisses et des mollets, qui tiennent les membres inférieurs dans la flexion forcée. Après la crise, le malade éprouve une grande faiblesse dans les jambes, et sa démarche reste titubante pendant quelques heures. Son caractère devient morose. Il est émotif et nerveux à l'excès. Dans ces conditions, M. X... abandonne ses occupations ordinaires et se décide à habiter la campagne pendant quelque temps. La maladie n'est que peu modifiée par ce nouveau genre de vie ; les crises nerveuses se répètent régulièrement, presque à heure fixe, une ou deux fois par jour. L'hydrothérapie, qui a tout d'abord produit de bons effets, reste sans action au bout de quelque temps.

C'est dans ces conditions, en mai 1889, après avoir passé tout l'hiver à la campagne, que M. X... arrive à Lamalou-le-Haut. Il est pâle, amaigri, et fatigué par le moindre exercice. Il redoute les refroidissements et ne passe au grand air que les heures chaudes de la journée. L'auscultation ne révèle rien, ni du côté des poumons, ni du côté du cœur. Les digestions se font bien. Rien à noter du côté des sens de l'odorat, de l'ouïe et du goût. La vue paraît bonne, mais la lumière intense fatigue les yeux, et il en est de même de la lecture et de l'écriture, qui ne peuvent être longtemps continuées sans amener des troubles nerveux. On trouve une légère anesthésie cutanée sur toute la moitié droite du corps. Cette anesthésie est surtout marquée au dos et à la poitrine. Les sensations de froid sont difficilement supportées. Elles deviennent presque douloureuses à la nuque et dans toute la région cervicale postérieure. Les réflexes pharyngiens existent normalement. Il y a de la constipation. Rien de particulier du côté de la vessie. Les membres inférieurs paraissent plus amaigris que le reste du corps. Le malade y éprouve une grande faiblesse et parfois des élancements douloureux. A l'arrivée aux eaux, les crises se produisent deux fois par jour, le matin vers 7 heures et le soir entre 4 heures et demie et 5 heures. Notons, en passant, que la quinine, prise assez longtemps et à assez fortes doses, avait produit, au début, quelques bons effets ; mais, après quelque temps, il fallut en cesser l'emploi, parce que, non seulement elle n'arrêtait pas les crises, mais qu'elle ne parvenait même pas à en atténuer l'intensité. Les attaques présentent les caractères suivants : au début, le malade éprouve une lassitude générale, une sorte d'abattement avec tendance au refroidissement ; puis, une sorte de malaise douloureux localisé à la nuque et à la région postérieure du cou. Bientôt arrive la contracture des muscles trapèze et sterno-mastoïdien, plus souvent à droite qu'à gauche, parfois des deux côtés simultanément ; dans ce cas, la tête est portée en arrière et semble rentrer dans les épaules. Le malade reste alors allongé et comme anéanti pendant un temps variable, quelquefois seulement pendant une demi-heure, d'autres fois, plus d'une heure. La peau est froide, le pouls est lent et très dépressible. Cet état de prostration générale cède peu à peu, la chaleur revient graduellement et la contracture disparaît. Quand les crises sont faibles, tout se borne à ce syndrôme. Quand elles sont fortes, les douleurs à la nuque sont plus aiguës, les contractures qui les accompagnent durent plus longtemps ; en même temps, le malade ressent un malaise nerveux avec de petits élancements dans les cuisses et dans les mollets. Les muscles fléchisseurs des membres inférieurs entrent en contracture et tiennent les jambes fléchies sur les cuisses et les cuisses sur le bassin. La crise est alors plus longue : les contractures cèdent moins facilement; la prostration nerveuse est extrême et la faiblesse générale, qui suit l'attaque, se prolonge plus longtemps. Il est à remarquer que dans ce syndrôme, on ne retrouve plus, ni les sensations d'étouffement, ni les spasmes, ni les secousses musculaires, qui marquaient le début des premières crises, pas plus que les sanglots et les larmes qui en annonçaient la fin. Tout se borne à une sensation d'anéantissement et à des contractures peu ou pas douloureuses, frappant toujours les mêmes muscles, arrivant assez brusquement et cédant, peu à peu, avant de disparaître complètement. Ces crises se renouvellent quotidiennement, aux heures indiquées, sous la seule influence de l'assuétude; mais si, dans l'intervalle, le malade éprouve une émotion un peu vive, l'attaque apparaît et suit son cours ordinaire, sans empêcher le retour normal des crises habituelles.

La cure thermale, qui dure près d'un mois et comprend 24 bains de piscine et des douches tièdes en pluie, ne produit sur le retour des accidents nerveux que des effets peu marqués. Ils reviennent toujours au moins deux fois par jour ; la seule remarque à faire, c'est que le nombre des petites crises devient beaucoup plus considérable que celui des grandes. Par contre, on observe que, sous l'influence des eaux, l'état général du malade est sensiblement amélioré. Il marche mieux, et beaucoup plus longtemps, sans éprouver la fatigue qui le forçait à s'arrêter. Il est aussi moins sensible aux impressions de froid. Le ton des fonctions nerveuses est notablement relevé.

Cette action reconstituante et névrosthénique du traitement thermal se continue et s'accroît graduellement pendant les deux premiers mois qui suivent la cure. Les crises sont restées atténuées ; mais elles se sont toujours reproduites, deux fois par jour, avec leur régularité ordinaire. Cinq fois seulement, pendant les mois de juillet et d'août, c'est-à-dire environ dans 60 jours, celle du soir a fait défaut. Dès les premiers jours de septembre, probablement à cause du refroidissement de l'atmosphère, les troubles nerveux tendent à reprendre de l'intensité ; l'état général de l'innervation devient moins satisfaisant ; le malade se sent faiblir, et c'est à la fin de ce même mois, qu'il vient faire à Lamalou-le-Haut sa seconde cure thermale. Beaucoup plus courte que la précédente, elle produit, dès le début, les mêmes effets : atténuation de la durée et de l'intensité des crises, amélioration des fonctions de l'innervation ; mais, après le 13e bain, et sans cause connue, le sommeil, jusque-là très bon, devient agité et des symptômes d'excitation générale se produisent. Comme cet état, malgré des jours de repos, va plutôt en s'accentuant, le traitement est arrêté au 18e bain.

Cette excitation cesse quelques jours après que M. X... a quitté Lamalou ; l'hiver 1889-90 se passe à la campagne, avec des alternatives de sédation et d'excitation ; mais, en somme, avec une amélioration graduelle des troubles nerveux, coïncidant avec un état général des forces plus

satisfaisant. Les crises sont moins longues. Celle du matin
subit un retard, qui varie entre une et deux heures ; celle
du soir manque quelquefois ; la contracture des membres
inférieurs se montre plus rarement. Cependant, le malade
reste toujours sous l'influence dépressive du retour journalier de ses accidents, et il suffit encore de la moindre
cause occasionnelle, pour que les crises reprennent de la
gravité, pendant quelques jours. Son caractère est triste ;
le désœuvrement lui pèse, et c'est dans cet état qu'il revient
à Lamalou-le-Haut au commencement de mai 1890.

Cette cure dure un mois. L'excitation, qui avait suivi
l'emploi des eaux, l'automne précédent, ne se reproduit
pas. Avec de courtes immersions dans la piscine, entre-
coupées de fréquents jours de repos, les effets sédatifs et
reconstituants s'accentuent presque sans interruption, jusqu'à la fin du traitement, qui comprend 24 bains et 18
douches.

Durant l'été 1890, les progrès sont considérables. Dès le
mois d'août, les crises ne sont, la plupart du temps, cons-
tituées que par des refroidissements, du malaise général et
une tendance à la syncope. Les contractures ne s'y montrent que rarement ; celles des membres inférieurs ne
paraissent qu'accidentellement, alors que la crise a eu pour
cause une émotion ou un ébranlement nerveux venu du
dehors. Le malade passe le mois de septembre en voyage,
et ne revient pas à Lamalou-le-Haut en automne. Vers le
milieu de novembre, il quitte la campagne et reprend ses
occupations, mais avec de grandes précautions et en les
entremêlant de longues heures de repos. Ce travail, auquel
il se livre avec plaisir, donne à son activité un aliment qui
lui manquait, et devient pour M. X... une distraction
salutaire. Il passe l'hiver 1890-91 dans des conditions beaucoup meilleures que le précédent. Il traverse des périodes
de plusieurs jours, souvent des semaines entières, sans
avoir de crises ; cependant, des rechutes se montrent de
temps en temps, sans causes bien appréciables, lui indi-
quant combien son système nerveux reste encore un ins-
trument délicat et fragile.

M. X... revient à Lamalou-le-Haut, à la fin d'avril 1891, et
y fait une saison de 20 bains, interrompue par un refroidissement, qui produit de la fièvre, de la courbature, et
nécessite pendant quelques jours le repos au lit ou dans la
chambre. Comme, à l'arrivée, son état de santé était beaucoup plus satisfaisant, les eaux ne parurent pas produire
des effets immédiats aussi manifestes que les années précédentes, mais leurs effets consécutifs furent excellents. En
effet, après cette cure, les crises devinrent de plus en plus
rares. Durant ces longs intervalles de bien-être, le système
nerveux reprit des forces et put remplir ses fonctions avec
une facilité et une régularité toujours plus grandes. Peu à
peu, M. X... a pu reprendre sa vie d'autrefois. Il travaille
comme il faisait avant sa maladie. Il ménage cependant
beaucoup ses forces ; car il se sent encore très facilement
ému ou fatigué. Depuis le printemps 1891, il fait tous les
ans, sans l'avoir jamais exécuté, le projet de revenir faire
une cure de *reconnaissance* à Lamalou-le-Haut.

Observations du Dʳ BELUGOU

(1894)

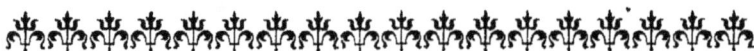

Observations du Dr BELUGOU

NÉVRALGIES (1)

Parmi les affections les plus habituellement observées à Lamalou-le-Haut, les névralgies occupent un rang important par la fréquence, la variété et aussi la gravité. Si c'est seulement par le fait de complications exceptionnelles que les névralgies deviennent un danger immédiat pour la vie, elles constituent, chez un grand nombre de malades, une torture habituelle qui use et détruit progressivement la santé. Il est donc important d'étudier l'action de ces thermes contre ces phénomènes aussi douloureux que rebelles, vis-à-vis desquels elles jouissent d'une rare réputation.

Voici l'exemple de névralgies chez une neurasthénique renforcée, qui nous semble particulièrement net et probant.

Observation A

Mme la chanoinesse de C. d'O..., d'un tempérament extrêmement nerveux, a été soumise à des perturbations morales et à des soucis nombreux, sous l'influence desquels, dès l'âge de 20 ans, sa santé s'est profondément altérée. Vers

_____

(1) Ces observations sont extraites des ouvrages spéciaux de M. le Docteur Belugou.

l'âge de 25 ans, elle eut, pour la première fois, des attaques
de nerfs. En même temps, elle devint d'une irascibilité et
d'une impressionnabilité extraordinaires.

La mort d'une personne aimée, survenue brusquement,
la jeta dans un profond désespoir, sous l'influence duquel,
Mme de C. d'O... recourut aux pratiques religieuses les plus
exagérées, jeûnant, veillant et se macérant cruellement.

Cet état moral ne fut pas sans exercer une grande influence sur l'état physique : crises hystériques, palpitations,
faiblesse, excitation nerveuse exceptionnelle. Le sommeil
est interrompu par des hallucinations et une agitation
fébrile intense : le caractère est irascible, capricieux, porté
vers la tristesse, ou, pour mieux dire, vers le désespoir,
avec une véritable tendance à la lypémanie. En même
temps, des douleurs névralgiques irrégulières se font sentir
tantôt dans un point, tantôt dans un autre. Le froid et l'hu-
midité, les émotions inattendues provoquent surtout l'ex-
plosion de ces névralgies, dont le siège le plus habituel est
surtout la cinquième paire et les nerfs intercostaux et mam-
maires. Le cœur, examiné avec soin, ne présente aucun
signe de lésion organique, mais tous ceux de l'anémie :
bruit de souffle dans les vaisseaux du cou. Rien d'anormal
dans la respiration. Le foie et la rate n'ont pas un volume
exagéré. Du côté des organes génitaux, pas d'autres troubles
fonctionnels que quelques pertes blanches. C'est dans cet
état que Mme de C. d'O... commence le traitement thermal.

Un mois après, un changement considérable s'est déjà
opéré dans l'état de Mme de C. d'O... L'appétit est vif ; le
sommeil est revenu ; les douleurs névralgiques sont fort
atténuées ; la malade peut faire de longues promenades à
pied ; elle assiste aux soirées, est redevenue sociable, et
égaie même les soirées de l'établissement par son talent de
pianiste.

Ces manifestations sont fréquentes dans la clientèle des
grandes villes. Les praticiens répandus en connaissent
par expérience la résistance et la gravité. Les eaux de
Lamalou constituent contre elles une médication déjà

éprouvée et qui mérite d'être encore plus souvent mise à profit.

Les névralgies de la chlorose et de l'anémie nous entraînent à la même conclusion. L'action à la fois tonique et sédative de Lamalou-le-Haut est connue de tous. Cette double propriété fait prévoir son heureuse influence quand se trouvent réunis ces deux symptômes, éréthisme et atonie, dont le traitement semble contradictoire. L'exemple suivant, entre autres, confirme cette prévision.

Observation B

Mme A..., de Marseille, est âgée de 33 ans, d'un tempérament lymphatique, et d'une constitution assez vigoureuse autrefois, mais aujourd'hui fort délabrée. A la suite de graves chagrins et de grossesses nombreuses et rapprochées, elle devint fort anémique et nerveuse. Des migraines violentes se déclarèrent alors, accompagnées de troubles digestifs avec perversion du goût qui augmentèrent la faiblesse. La migraine se transforma bientôt en névralgie faciale intense, dont les accès étaient provoqués par le moindre refroidissement, la moindre impression morale. Cette névralgie, fort douloureuse, et qui s'oppose au sommeil, augmente encore le nervosisme que la faiblesse a déjà rendu considérable. En vain, la malade épuise tout l'arsenal thérapeutique, consulte les célébrités médicales, s'adresse, en désespoir de cause, à l'homœopathie et au somnambulisme ; tous ces essais restent infructueux. Après de nouvelles tentatives également stériles, Mme A... est envoyée à Lamalou, où elle arrive en 1866, au début de la saison.

Les douleurs sont à peu près continues et se font sentir dans toutes les branches de la cinquième paire : les accès sont très violents et se reproduisent à peu près une fois par jour ; la mastication et la parole sont gênées et douloureuses. L'amaigrissement est extrême, la face est profondément altérée et la décoloration des muqueuses est remarquable ; les fonctions digestives sont en mauvais état ; le sommeil est presque entièrement perdu et la malade est complètement découragée.

Après quelques jours de traitement, une amélioration évidente se manifeste. D'abord les accès diminuent d'intensité ; l'état général se transforme ; les forces se réveillent ; l'appétit renaît ; le sommeil reparaît. Bientôt les douleurs continues diminuent, puis disparaissent ; les mâchoires redeviennent libres. Enfin, au bout de vingt-cinq jours, la transformation était complète.

J'avoue que j'étais loin d'espérer un résultat aussi complet et aussi rapide. Je n'ai pas de peine à persuader à la malade de s'établir, pour quelque temps, à Lamalou et d'y suivre une nouvelle cure, après quelques semaines de repos. La guérison ne s'est pas démentie un instant, et la malade, que je revois chaque année, au moment de la cure thermale, jouit d'une parfaite santé.

Les névralgies constituent aussi une conséquence fréquente des affections spéciales à la femme. Voici une observation qui témoigne de l'action favorable de Lamalou-le-Haut dans les maladies utérines avec névralgies. Trois ordres de moyens concourent simultanément à produire cet effet : les sources ferrugineuses relèvent l'état des forces ; les bains sédatifs calment les phénomènes douloureux ; les moyens hydriatiques généraux ou localisés combattent l'affection locale.

Observation C

Madame est âgée de 32 ans, maigre et de haute taille, d'un tempérament nerveux très prononcé. Elle est chlorotique depuis l'âge de 13 ans, dès la première apparition des règles, qui ont été constamment irrégulières, et presque toujours accompagnées de douleurs plus ou moins vives. Vers l'âge de 17 ans, Madame a eu des palpitations violentes, de l'op-

. pression et des étouffements qui ont fait craindre une maladie de cœur. Madame, s'étant mariée à 20 ans, est devenue enceinte, peu de temps après son mariage, et s'est accouchée, fort heureusement, au terme régulier de sa gros-sesse. Mais les suites de couches ont été malheureuses. La nouvelle accouchée, étant sortie trop tôt en voiture, fut prise, après cette promenade, de douleurs assez violentes dans le ventre. Le flux lochial se supprima, la fièvre se déclara, et la malade fut obligée de garder le lit assez long-temps.

Depuis cette époque, les fonctions utérines ont été tou-jours plus ou moins troublées. Tantôt les règles dégénèrent en véritables métrorragies, tantôt elles apparaissent à peine. Des troubles nerveux se produisirent alors : crises de pleurs, irritabilité extrême. L'appétit et les fonctions digestives commencèrent à décliner.

Enfin, survint une douleur violente, occupant les 7e et 8e espaces intercostaux, avec irradiation dans les nerfs du bras droit et la région lombaire. Cette névralgie se manifestait par accès irréguliers, presque tous les jours.

En vain furent essayées les médications les plus diverses.

La malade se décide, enfin, à recourir à Lamalou-le-Haut.

L'examen des centres respiratoires et du cœur ne révèle aucune lésion sérieuse. L'estomac est ballonné et doulou-reux à la pression. La pression révèle un point douloureux très net, au niveau de l'émergence du nerf. L'exploration des organes génitaux permet de constater l'existence d'une métrite ulcéreuse, avec légère rétroversion.

La cure thermale devra s'attacher simultanément à calmer la douleur, à combattre l'affection locale et à relever l'état des forces. Pour répondre à cette triple indication, je prescris : bains de piscine d'une assez longue durée, bains de siège avec irrigation vaginale, usage des eaux ferrugi-neuses et alcalines.

Le traitement donna bientôt des résultats appréciables. A l'approche des règles, je fais cesser les pratiques locales.

La perte de sang est assez considérable et nécessite un repos prolongé. A la reprise de la cure et après quelques jours d'excitation modérée, les effets salutaires du traitement se font sentir. Les forces se rétablissent et les douleurs spontanées disparaissent.

La malade est revenue, deux mois après, pour consolider sa guérison. Elle a eu seulement une crise douloureuse au moment des règles. Je constate aussi une grande amélioration de l'état local.

NÉVROSES

Les névroses sont toutes tributaires de Lamalou-le-Haut, et en particulier l'hystérie, sous ses multiples transformations. La paralysie hystérique y est surtout fréquente. En voici un exemple, qu'il serait facile de confirmer par l'exposé d'un nombre considérable de cas semblables, et qui justifie pleinement l'emploi de ces thermes, dans les paralysies dépendant de la névrose hystérique.

Observation D

Une dame, d'un tempérament nerveux prononcé, avait eu une première attaque convulsive à la mort de sa mère, qui remonte à environ six ans. Les crises avaient ensuite éclaté, d'une manière à peu près régulière, environ chaque semaine. Après une émotion très vive, attaque-accès plus violent à la suite duquel une paraplégie complète se déclara. La malade fut en vain traitée par les bromures, les iodures, la strychnine, l'électricité. On la transporte enfin à Lamalou-le-Haut. Voici les indications que je trouve dans mes notes au sujet de son état :

Sensibilité. — Anesthésie à peu près complète des deux

membres inférieurs et du bras gauche. Hyperesthésie ovarienne.

Motilité. — Paraplégie complète. Paralysie vésicale et rectale. La motilité est parfaite aux deux membres supérieurs.

Organes génitaux. — Menstruation irrégulière. Sensibilité du col. Engorgement sans ulcération.

État général. — Faiblesse considérable. Anorexie. Découragement complet.

Voici maintenant les observations que je trouve en regard, après une cure thermale de deux mois :

Sensibilité. — L'anesthésie du bras gauche a disparu. Celle des membres inférieurs a diminué.

Motilité. — Amélioration notable de la paralysie, surtout du côté droit. Contractilité musculaire diminuée. Parésie vésicale très atténuée.

État général. — Bien meilleur. Retour de l'appétit et des forces. Relèvement de l'état moral.

Les contractures permanentes de l'hystérie s'observent plus rarement à Lamalou-le-Haut ; la coxalgie hystérique est loin d'y être rare, et il n'est pas d'année que je n'en constate quelques exemples, toujours suivis de la plus notable amélioration.

Enfin les troubles de la sensibilité, et notamment l'hyperesthésie vulvaire, symptôme si pénible et si rebelle, sont incontestablement modifiés par la cure de Lamalou-le-Haut.

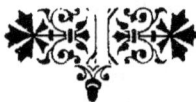

TABLE DES MATIÈRES

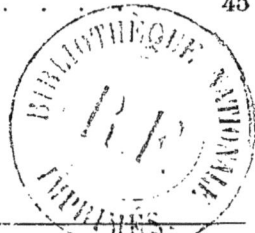

MONTPELLIER. — IMPRIMERIE GUSTAVE FIRMIN ET MONTANE.

128